PRÉFECTURE DE LA SEINE

Direction de l'Extension de Paris

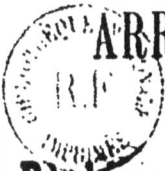

ARRÊTÉ DU 22 JUIN 1904

PORTANT

Règlement Sanitaire de la Ville de Paris

modifié par arrêtés

des 10 novembre 1909 et 29 juillet 1913

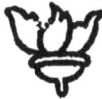

PARIS
IMPRIMERIE ET LIBRAIRIE CENTRALES DES CHEMINS DE FER
IMPRIMERIE CHAIX
SOCIÉTÉ ANONYME AU CAPITAL DE TROIS MILLIONS
Rue Bergère, 20
1919

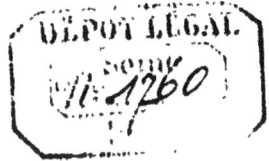

PRÉFECTURE DE LA SEINE

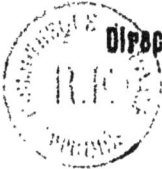

Direction de l'Extension de Paris

ARRÊTÉ DU 22 JUIN 1904

PORTANT

Règlement Sanitaire de la Ville de Paris

modifié par arrêtés

des 10 novembre 1909 et 29 juillet 1918

PARIS
IMPRIMERIE ET LIBRAIRIE CENTRALES DES CHEMINS DE FER
IMPRIMERIE CHAIX
SOCIÉTÉ ANONYME AU CAPITAL DE TROIS MILLIONS
Rue Bergère, 20
1919

ARRÊTÉ DU 22 JUIN 1904

PORTANT

Règlement Sanitaire de la Ville de Paris

modifié par arrêtés
des 10 novembre 1909 et 29 juillet 1913

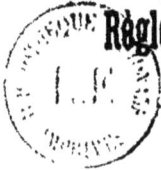

LE PRÉFET DE LA SEINE,

Vu les lois du 15 février 1902 et du 7 avril 1903, sur la protection de la santé publique (articles 1, 2, 22 et 24);

Vu l'avis émis par le Conseil Municipal de Paris, dans la séance du 30 mars 1903;

Vu l'avis du Conseil d'hygiène et de salubrité de la Seine;

ARRÊTE :

TITRE PREMIER

Salubrité.

CHAPITRE PREMIER

Salubrité de la voie publique dans ses rapports avec la salubrité de l'habitation

ARTICLE PREMIER. — Il est interdit d'effectuer aucun dépôt, de quelque nature et à quelque heure que ce soit, sauf autorisation spéciale, sur aucune partie de la voie publique (rues, places, quais, ports, berges, etc.); d'y pousser les ordures ou résidus provenant du balayage des maisons; d'y battre ou secouer des tapis, draperies, étoffes quelconques, après 8 heures du matin, du 1er avril au 30 septembre, et après 9 heures du matin, du 1er octobre au 31 mars.

ART. 2. — Toute projection d'eaux usées, ménagères ou autres, est interdite sur les voies publiques pourvues d'égout. Il est fait exception, toutefois, pour les eaux provenant du lavage des façades des maisons, des portes cochères et vestibules, des devantures de boutiques; l'eau en provenant sera balayée immédiatement au caniveau. Il est défendu d'employer à ce lavage des eaux usées.

Il est prescrit aux entrepreneurs de travaux exécutés sur la voie publique ou dans les propriétés qui l'avoisinent, de tenir la voie publique en état de propreté, aux abords de leurs ateliers ou chantiers et sur tous les points qui auraient été salis par suite de leurs travaux; il leur est également prescrit d'assurer aux ruisseaux un libre écoulement.

ART. 3. — Les terres et détritus quelconques provenant des fouilles seront désinfectés, s'il y a lieu, et, dans tous les cas, transportés sans retard aux décharges.

Les transports de toute nature auront lieu dans des conditions telles que la voie publique n'en puisse être salie, ni les passants incommodés: les chargements et déchargements seront effectués en conséquence.

ART. 4 (modifié par l'arrêté préfectoral du 29 juillet 1913). — Le propriétaire de tout immeuble est tenu de faire déposer chaque jour, soit extérieurement sur le trottoir, soit intérieurement près de la porte d'entrée, en un point parfaitement visible et accessible, un ou plusieurs récipients communs, de capacité suffisante pour contenir les ordures ménagères de tous les locataires ou habitants.

Il en sera de même pour les immeubles situés dans les voies non classées dont les propriétaires auront consenti un abonnement au balayage, à moins que les tombereaux n'y puissent circuler. Si ces deux conditions ne peuvent être remplies, les récipients seront déposés aux débouchés de la voie privée sur la voie publique.

Le dépôt de ces récipients devra être effectué une heure au moins avant l'heure réglementaire de l'enlèvement qui commencera à des heures différentes et, soit dans la matinée, soit dans la soirée, suivant les rues ou tronçons de rues, conformément aux arrêtés spéciaux qui seront pris à cet effet.

Toutefois, et quelle que soit l'heure du début de l'enlèvement, il ne pourra être exigé que les récipients soient sortis avant 5 heures du matin ou après 10 heures du soir, et, d'autre part, dans la soirée, aucun récipient ne devra être sorti avant 9 heures et demie.

Les récipients déposés sur la voie publique laisseront complètement dégagés les accès des maisons; ceux qui seront sortis dans la soirée ne seront jamais placés en bordure des trottoirs; ils devront, au contraire, être rangés contre les façades, le plus près possible des appareils d'éclairage public.

Les récipients devront être remisés à l'intérieur de l'immeuble, au plus tard à 7 heures du matin si, à ce moment, ils ont été vidés dans la voiture d'enlèvement, ou sinon une demi-heure au plus tard après le passage de cette voiture.

Art. 5 (modifié par l'arrêté préfectoral du 29 juillet 1913). — Les récipients communs, quels qu'en soient le mode de construction et la forme, devront satisfaire aux conditions suivantes :

Chaque récipient aura une capacité de 100 litres au maximum. Il ne pèsera pas à vide plus de 15 kilogrammes. S'il est de forme circulaire, il n'aura pas plus de 55 centimètres de diamètre; s'il est de forme rectangulaire ou elliptique, il n'aura pas plus de 50 centimètres de largeur ni de 80 centimètres de longueur. En aucun cas la hauteur ne dépassera la plus petite des deux dimensions horizontales.

Les récipients seront, à l'intérieur des habitations, pourvus d'un couvercle et tenus fermés; ils seront pourvus de deux anses ou poignées à leurs parties supérieures. Ils devront être peints ou galvanisés et porter, sur l'une de leurs faces latérales, l'indication du nom de la rue et du numéro de l'immeuble en caractères apparents. Ils devront être constamment maintenus en bon état d'entretien et de propreté, tant intérieurement qu'extérieurement, de manière à ne répandre aucune mauvaise odeur à vide.

Ils seront mis à la disposition des locataires par les soins des propriétaires depuis 9 heures du soir jusqu'à l'enlèvement, dans les voies où le dépôt sur la voie publique doit être effectué dans la matinée; et depuis 7 heures du soir jusqu'à l'enlèvement dans les voies où le dépôt sur la voie publique doit être effectué dans la soirée.

Art. 6. — Il est interdit aux habitants de verser leurs ordures ménagères ailleurs que dans les récipients communs affectés à l'immeuble.

Si le récipient commun vient à faire défaut, ou se trouve accidentellement insuffisant, ils devront laisser leurs récipients particuliers en dépôt, à la place ou auprès du récipient commun.

Art. 7. — Il est interdit aux chiffonniers de répandre les ordures sur la voie publique. Mais ils pourront faire le triage sur une toile et devront remettre ensuite les ordures dans les récipients.

Art. 8. — Il est interdit :

1° De projeter dans les égouts, par les bouches et les regards établis sur la voie publique, des matières de vidange liquides ou solides;

2° D'introduire dans les égouts des corps solides, ordures ménagères, détritus liquides ou solides et matières quelconques, pouvant émettre des vapeurs ou gaz incommodes, dangereux ou inflammables;

3° D'écouler des eaux chaudes dont la température serait supérieure à 30 degrés avant leur arrivée dans l'égout;

4° D'écouler des eaux acides. Ces eaux devront être neutralisées avant leur projection dans les égouts.

CHAPITRE II.

Salubrité des voies privées.

§ 1er, — Dispositions générales, chaussées et trottoirs,

Art. 9. — Aucune voie privée servant d'accès commun à plusieurs immeubles, qu'elle soit ou non close à ses extrémités, ne pourra être établie qu'à la condition de se conformer aux prescriptions contenues dans les articles suivants.

Art. 10 (modifié par l'Arrêté préfectoral du 10 novembre 1909.) — Les chaussées et trottoirs y seront établis suivant les mêmes profils que les chaussées et trottoirs des voies publiques et constitués en matériaux présentant toute garantie au point de vue de la salubrité et de la sécurité de la circulation.

La répartition des largeurs entre les chaussées et trottoirs sera déterminée d'après la largeur des voies elles-mêmes, conformément au tableau inséré à l'arrê i préfectoral du 15 avril 1816.

Art. 11. — Afin d'empêcher tout dépôt d'ordures et d'immondices, les voies privées devront être éclairées d'une façon suffisante.

Art. 12. — Le sol en devra être tenu constamment en bon état d'entretien et de propreté; la chaussée et les trottoirs devront être balayés et les ruisseaux lavés chaque jour.

Pendant la durée des chaleurs, les propriétaires seront tenus de faire arroser la voie privée chaque jour, au moins une fois dans l'après-midi. L'usage pour l'arrosement, des eaux usées, est interdit.

Art. 13. — Les propriétaires seront tenus de faire casser la glace dans toute l'étendue et sur toute la largeur des voies privées; les glaces seront mises en tas le long des ruisseaux, du côté de la chaussée. Ils feront également balayer les neiges.

Le cours des ruisseaux, dans toute la longueur de la voie privée, devra être tenu libre sur une largeur de 50 centimètres au moins pour faciliter l'écoulement des eaux.

Il est défendu de déposer des neiges et des glaces sur les tampons de regards d'égout et auprès des bouches de lavage et bouches d'égout, et de pousser dans les égouts des glaces et des neiges congelées.

Il est interdit de déposer sur le sol de la voie publique aucune neige ou glace provenant d'une voie privée ou des propriétés riveraines de cette voie.

ART. 14 (modifié par l'arrêté préfectoral du 10 novembre 1909.) — Tous les terrains situés en bordure des voies privées appartenant à des particuliers ou à la Ville de Paris, seront clos de telle façon que l'on ne puisse y pénétrer ou y verser des ordures ou détritus.

Les dépôts de fumier, ordures, immondices, ou encore des gravois qui par leur origine ou leur nature présenteraient un danger d'insalubrité, sont absolument interdits dans les terrains en bordure des voies privées.

ART. 15. — Les dispositions du titre premier, concernant la salubrité de la voie publique, s'appliquent également aux voies privées.

§ 2. — Conduites d'eau. — Évacuation des eaux pluviales et ménagères et des matières de vidange.

ART. 16. — Toute voie privée comprenant des habitations doit être pourvue, sur la longueur nécessaire, par les soins des propriétaires intéressés, de deux conduites : l'une amenant l'eau potable et l'autre l'eau destinée aux lavages et aux usages industriels.

ART. 17. — Dans toute voie privée débouchant de part ou d'autre sur une voie déjà pourvue d'un écoulement souterrain, les eaux pluviales et ménagères des maisons ne pourront pas être écoulées à ciel ouvert; il sera établi, sur la longueur nécessaire, à moins d'impossibilité absolue, un conduit souterrain étanche et convenablement aménagé pour recevoir ces eaux ; ce conduit sera lavé par des chasses d'eau suffisantes.

ART. 18. — Toutes les propriétés riveraines doivent être reliées à ce conduit souterrain par des branchements établis dans les conditions prévues au paragraphe 8 du chapitre III.

CHAPITRE III

Salubrité des habitations dans les voies publiques ou privées.

§ 1er. — Autorisations de construire.

ART. 19. — Aucune construction neuve ou modification de construction existante ne pourra être entreprise sans une autorisation préalable du Préfet.

A cet effet, le propriétaire devra remettre à l'Administration, avec sa demande, et revêtus de son visa, les dessins cotés (plans, coupes et élévations) de tous projets de travaux.

Les dessins seront remis en double expédition et devront porter l'indication de toutes les conditions de salubrité prescrites par le règlement sanitaire. Récépissé sera délivré au propriétaire du dépôt de la demande et des pièces y annexées.

ART. 20. — L'autorisation de construire, conformément aux dessins produits à l'appui de la demande, sera délivrée au propriétaire dans le délai de vingt jours à partir de la date du dépôt constatée par le récépissé.

A l'expiration du délai de vingt jours ci-dessus indiqué, le propriétaire qui n'aurait pas reçu l'autorisation pourra commencer les travaux sans déroger, toutefois, à l'observation du présent règlement sanitaire.

§ 2. — Pièces destinées à l'habitation.
Prescriptions générales.

ART. 21. Modifié par l'arrêté préfectoral du 10 novembre 1909. — Les articles 1 à 18 du décret du 13 août 1902 sur la hauteur des bâtiments dans la ville de Paris sont applicables aux voies privées de toute nature, closes ou non à leurs extrémités, en tant que leurs prescriptions ont pour objet de satisfaire aux nécessités de l'hygiène et de la salubrité.

ART. 22. — Le minimum de vue directe (1) des pièces destinées

---

(1) Par minimum de vue directe on entend la distance comprise entre le nu extérieur du mur de la pièce habitable et le nu du mur opposé. Cette distance est mesurée horizontalement sur la perpendiculaire élevée dans l'axe de la baie.

à l'habitation de jour ou de nuit ou des cuisines, ouvrant sur les voies privées, est de 6 mètres pour les habitations à construire sur ces voies,

Art. 23. Modifié par l'arrêté préfectoral du 10 novembre 1909. — Dans toute maison à construire, pour les cours desservant des pièces habitables et pour celles ne desservant que des cuisines, l'ensemble des deux prescriptions de surface et de vue directe est toujours exigible.

La vue directe devra s'étendre sur une largeur d'au moins 2 mètres pour les cuisines et de 4 mètres pour les autres pièces habitables.

Art. 24. — Les cuisines de concierges qui seraient aérées et éclairées sur une courette doivent être munies, en plus du tuyau de fumée réglementaire, d'une cheminée de ventilation d'une section minima de 4 décimètres carrés et montant à un mètre au-dessus de la partie la plus élevée de la construction, ou de tout autre dispositif assurant une ventilation équivalente. La cheminée de ventilation sera, autant que possible, contiguë au tuyau de fumée.

Art. 25. — Le gabarit de hauteur et de saillies des bâtiments élevés sur les cours a, pour point de départ, dans chaque cour, le niveau du terre-plein du rez-de-chaussée ou plancher haut des caves.

Art. 26. — Quand des pièces destinées à l'habitation de jour ou de nuit, ou des cuisines, ne sont pas éclairées ou aérées sur une rue ou sur une cour réglementaire non couverte, mais seulement sur une cour couverte d'un vitrage, la section libre de ventilation de cette cour doit être conforme aux prescriptions de l'article 14 du décret du 13 août 1902.

§ 3. — Caves et sous-sols.

Art. 27. — Les caves devront toujours être ventilées par des soupiraux en nombre suffisant, communiquant avec l'air extérieur et ayant au moins chacun 12 centimètres de hauteur avec une section libre minimum de 6 décimètres carrés.

Il sera, en outre, réservé des ouvertures dans le haut des cloisons de distribution.

*

ART. 28. — Aucune porte ou trappe de communication avec les caves ne pourra s'ouvrir dans une pièce destinée à l'habitation de nuit.

ART. 29. — Les caves ne pourront, en aucun cas, servir à l'habitation de jour ou de nuit.

ART. 30. (Modifié par l'arrêté préfectoral du 10 novembre 1909). — Les sous-sols destinés à l'habitation de jour devront remplir les conditions suivantes :

1° Les murs ainsi que le sol devront être imperméables;

2° Chaque pièce aura une surface minimum de 12 mètres. Elle sera éclairée et aérée au moyen de baies ouvrant sur rue ou sur cour, et dont les sections réunies devront avoir au moins un dixième de la surface de la pièce.

§ 4. — Rez-de-chaussée et étages divers.

ART. 31. — Le sol des locaux sis à rez-de-chaussée au-dessus des caves ou des terre-pleins devra toujours être imperméable.

ART. 32. — Les murs à rez-de-chaussée devront être imperméables jusqu'au niveau du sol et, à ce niveau ils comporteront, dans toute leur section, une couche horizontale isolatrice imperméable.

ART. 33. — Au rez-de-chaussée et aux étages autres que celui le plus élevé de la construction, le sol de toute pièce pouvant servir à l'habitation de jour ou de nuit aura une surface minimum de 9 mètres.

Chaque pièce sera munie d'un conduit de fumée et sera éclairée et aérée sur rue ou sur cour au moyen d'une ou de plusieurs baies dont l'ensemble devra présenter une section totale au moins égale au sixième du sol de ladite pièce.

Les pièces qui seront affectées à l'usage exclusif de cuisines pourront avoir une dimension moindre.

Par exception, une loge de concierge ne pourra avoir une surface inférieure à 12 mètres.

ART. 34. — A l'étage le plus élevé de la construction, le sol de toute pièce pouvant servir à l'habitation de jour ou de nuit aura une surface minimum de 8 mètres. Cette surface sera mesurée à 1m,30 de hauteur du sol, sans que le cube de la pièce puisse être inférieur à 20 mètres cubes.

Chaque pièce sera munie d'un tuyau de fumée et sera aérée directement par une ou plusieurs baies dont l'ensemble devra présenter une section totale au moins égale au huitième du sol de ladite pièce.

Toute partie lambrissée sera disposée de façon à défendre l'habitation contre les variations de la température extérieure.

Art. 35. — Les cages d'escaliers seront éclairées et aérées convenablement dans toutes leurs parties.

Art. 36. — En aucun cas, les jours de souffrance ou de tolérance ne pourront être considérés comme baies d'aération.

Art. 37. (Modifié par l'arrêté préfectoral du 10 novembre 1909). — Les écuries particulières ainsi que leurs dépendances (cour, aire aux fumiers, etc.) devront être maintenues constamment en parfait état d'entretien et de propreté. Des dispositions efficaces y seront prises pour empêcher qu'elles n'incommodent le voisinage par leur mauvaise odeur ou le bruit des animaux.

Elles mesureront au moins 2m,80 de hauteur sous plafond et réserveront à chaque animal un cube d'air minimum de 25 mètres. En outre des portes et des châssis vitrés nécessaires pour assurer un bon éclairage, une ventilation permanente sera établie au moyen de conduits spéciaux, de 4 décimètres carrés, s'élevant au-dessus des constructions voisines comme les conduits de fumée, à raison d'un par groupe ou fraction de groupe de trois chevaux.

Leurs murs, leur sol et celui de l'aire aux fumiers seront imperméables. Des pentes convenables et des ruisseaux conduiront les urines, purins et eaux de lavage à des orifices d'évacuation pourvus d'une occlusion hermétique permanente et reliés à la canalisation générale de l'immeuble.

Les fumiers seront enlevés tous les trois jours au moins, avant 9 heures du matin.

En cas de gêne manifeste pour les voisins, les fumiers devront être enlevés tous les jours.

§ 5. — Chauffage, ventilation, éclairage.

Art. 38. — Les conduits desservant les cheminées, poêles, calorifères, fourneaux et autres appareils ne devront avoir entre eux aucune communication et ne donner lieu à aucun dégagement de gaz ou de fumée à travers leurs parois. Ils dépasseront d'au moins un mètre la partie la plus élevée de la construction.

Art. 39. — Les cheminées d'appartements seront munies d'une ventouse d'une section libre suffisante pour l'amenée de l'air extérieur. La section libre de cette prise d'air sera d'au moins un décimètre et demi carré.

Les appareils de chauffage (cheminées d'appartements, poêles, calorifères, etc.), devront être construits ou installés de telle façon qu'il ne s'en dégage, à l'intérieur des pièces habitées, ni fumées, ni poussières, ni aucun gaz pouvant compromettre la santé des habitants de l'immeuble ou des maisons voisines. Les prises d'air des calorifères ne pourront se faire que directement à l'extérieur, sur rue, cour ou jardin.

Art. 40. — Les foyers alimentés par des combustibles ne donnant pas de fumée ou par des produits gazeux et servant au chauffage des locaux destinés à l'habitation de jour ou de nuit, seront munis d'un tuyau spécial d'évacuation des produits de la combustion ou d'un tuyau se raccordant avec le conduit de fumée réglementaire.

Art. 41. — Les fourneaux de cuisine, fixes ou mobiles, seront desservis par un conduit spécial d'évacuation de la fumée ou du gaz provenant de la combustion.

Art. 42. — Les clés destinées à régler le tirage des conduits de fumée ne pourront jamais être installées de façon à fermer complètement la section de ces conduits.

Art. 43. — Les chambres servant à l'habitation de jour ou de nuit pourvues d'un appareil de chauffage et, en général, les locaux renfermant des poêles, fourneaux de cuisine ou calorifères, devront être ventilés.

Art. 44. — Les dispositions contenues au présent chapitre s'ajouteront à celles énoncées dans les arrêtés des 18 février 1862 et 2 avril 1868, qui sont relatives au chauffage et à l'éclairage au gaz; à celles de l'ordonnance de police du 1er septembre 1897, concernant les incendies, et à l'arrêté du 25 novembre 1897 sur les tuyaux de fumée.

§ 6. — Alimentation en eau potable.

Art. 45. — Tout bâtiment destiné à l'habitation de jour ou de nuit devra être relié à la distribution publique d'eau potable par une canalisation convenablement établie pour desservir les différents étages.

Dans le cas où l'immeuble serait desservi, en outre, par une canalisation d'eau destinée aux lavages et aux usages industriels, cette dernière devra être rendue distincte par une couche de peinture rouge, et il ne devra exister entre les deux réseaux aucune communication.

ART. 46. — Il est interdit de se servir d'autre eau que d'eau potable pour la boisson et la préparation des aliments.

Aucun robinet de puisage pour l'eau potable ne sera disposé dans les cabinets d'aisances à usage commun.

Sauf les cas de force majeure, l'usage de l'eau potable sera laissé à la libre disposition des habitants de l'immeuble.

ART. 47. — Il ne pourra être établi d'appareils de puisage ou de prise d'eau qu'au-dessus d'un orifice d'évacuation relié à la canalisation d'écoulement et disposé conformément aux prescriptions de l'article 60.

Des précautions seront prises aux abords pour protéger les murs et planchers contre l'humidité.

ART. 48. — Les robinets du puisage pour l'eau potable seront directement desservis par les colonnes montantes.

Lorsque, en cas de nécessité démontrée, l'alimentation de ces robinets sera faite par l'intermédiaire de réservoirs, toutes les précautions devront être prises, tant dans l'installation que dans l'entretien de ces réservoirs, pour protéger l'eau contre les souillures et altérations de toutes espèces, et faciliter le vidage et le nettoyage (1).

ART. 49. — L'emploi de l'eau des puits est interdit pour tous

(1) Règlement sanitaire municipal prescrit par l'article premier de la loi du 15 février 1902 sur la santé publique.

Modèle A applicable aux villes, bourgs ou agglomérations.

ART. 27. — Les réservoirs d'eau potable auront leurs parois formées de matières qui ne puissent être altérées par les eaux. Le plomb en sera exclu.

Ils seront hermétiquement clos à leur partie supérieure, de façon que les poussières, les liquides ou toutes autres matières étrangères n'y puissent pénétrer.

Ils seront soustraits au rayonnement solaire et éloignés des conduits d'évacuation des eaux ménagères et des matières usées. Leur partie inférieure sera munie d'un robinet de nettoyage.

Ils seront tenus en état constant de propreté.

**

les usages ayant un rapport, même indirect, avec l'alimentation, tels que lavage des récipients destinés à contenir des boissons ou des produits alimentaires.

Pour tous autres usages, il est subordonné à une déclaration préalable qui doit être faite à M. le Préfet de la Seine vingt jours au moins avant l'emploi effectif.

§ 7. — Écoulement des eaux pluviales. — Évacuation des eaux usées et matières de vidange. — Cabinets d'aisances et orifices d'évacuation.

Art. 50. — Les couvertures des bâtiments pouvant servir à l'habitation seront faites en matériaux imperméables.

Art. 51. — Des chéneaux et gouttières étanches et de dimensions appropriées recevront les eaux pluviales à la partie basse des couvertures. Les pentes des dits chéneaux ou gouttières seront réglées pour diriger rapidement les eaux, sans stagnation, vers les orifices des tuyaux de descente ; chacun de ces orifices sera muni d'une crapaudine.

Art. 52. — Il est interdit de projeter des eaux usées, de quelque nature qu'elles soient, dans les chéneaux ou gouttières, à peine de contravention personnelle.

Art. 53. — Le sol des cours et courettes devra être revêtu en matériaux imperméables, avec pentes convenablement réglées pour diriger les eaux pluviales vers les orifices d'évacuation.

Les orifices d'évacuation seront munis d'une occlusion hermétique et permanente et raccordés sur les conduits d'évacuation.

Art. 54. (Modifié par l'arrêté préfectoral du 10 novembre 1909). — Dans toute maison à construire :

Tout cabinet d'aisances devra être installé dans un local éclairé et aéré directement.

Il devra y avoir, par appartement, quelle qu'en soit l'importance, à partir de trois pièces habitables (non compris la cuisine) :

1º Un cabinet d'aisances ;

2º Un évier ou poste d'eau comportant robinet d'amenée pour l'eau d'alimentation et vidoir pour l'évacuation des eaux usées.

ART. 55. — Il devra être établi également et dans les mêmes conditions, pour le service des pièces habitables louées isolément ou par groupe de deux, un cabinet d'aisances par six pièces habitables et un poste d'eau par étage.

ART. 56. — Dans les établissements à usage collectif, le nombre des cabinets d'aisances sera déterminé par l'Administration, dans la permission de construire, en tenant compte du nombre des personnes appelées à faire usage de ces cabinets, de la durée de leur séjour dans les établissements et de la disposition des localités.

ART. 57. — L'évacuation des matières solides et liquides des cabinets d'aisances, dans les nouvelles constructions, sera faite directement à l'égout public, dans les voies désignées par arrêtés préfectoraux.

ART. 58. — Toute cuvette de cabinet d'aisances sera munie d'un appareil formant fermeture hermétique et permanente, afin d'intercepter toute communication entre l'atmosphère des tuyaux de chute et celle des locaux desservis. Le cabinet d'aisances devra être disposé de telle sorte que la cuvette reçoive la quantité d'eau nécessaire pour assurer le lavage complet des appareils et l'entraînement des matières.

La transformation des maisons existantes, en exécution de la loi du 10 juillet 1894, donnera lieu à l'application des prescriptions du présent règlement, sans préjudice des mesures édictées par les articles 12 et suivants de la loi du 15 février 1902.

ART. 59. — Les urinoirs devront être construits en matériaux imperméables, pourvus d'effets d'eau suffisants ou entretenus et désinfectés par tout autre moyen équivalent.

ART. 60 (modifié par l'arrêté préfectoral du 10 novembre 1909). — Les orifices de décharge des eaux usées (entrées d'eaux dans les cours, écuries ou remises, éviers, vidoirs, postes d'eau, lavabos ou toilettes, baignoires, cabinets d'aisance, urinoirs, etc.) devront être pourvus, chacun, d'une occlusion hermétique et permanente avant le raccordement sur le tuyau de descente ou le conduit d'évacuation.

Si des orifices d'évacuation des eaux usées ou des cabinets d'aisances et urinoirs sont installés à un niveau inférieur à celui du sol de la voie vers laquelle se fera l'évacuation, les propriétaires devront prendre à leurs risques et périls toutes les dispositions nécessaires pour prévenir le reflux des eaux d'égout à l'intérieur de leurs immeubles.

Art. 61. — Les chutes desservant les cabinets d'aisances seront entièrement distinctes des descentes pour les eaux pluviales, ainsi que des descentes pour les eaux ménagères.

Elles aboutiront à un conduit commun d'évacuation.

Art. 62. — Les chutes des cabinets d'aisances seront formées de tuyaux à joints hermétiques; leurs diamètres, calculés d'après les débits, ne pourront être inférieurs à 10 centimètres.

Ces chutes devront être étanches et prolongées, pour la ventilation, de 1 mètre au moins, au-dessus des parties les plus élevées de la construction.

Les tuyaux devront être, autant que possible, apparents dans toute leur hauteur.

Art. 63. — Les mêmes prescriptions sont applicables aux descentes recevant à la fois des eaux pluviales et des eaux ménagères qui devront être aussi, autant que possible, prolongées pour la ventilation jusqu'au-dessus des parties les plus élevées de la construction.

Il n'est fait d'exception que pour les descentes qui recevraient exclusivement des eaux pluviales; ces dernières pourront seules s'ouvrir dans les chéneaux ou gouttières.

Art. 64. — L'évacuation des matières de vidange et des eaux usées sera faite à l'égout public, sans stagnation, par un conduit étanche et ventilé y raccordant directement les tuyaux de chute et de descente, et dont les diamètres successifs seront calculés d'après les débits, sans toutefois pouvoir être inférieurs à 12 centimètres au débouché dans l'égout public.

Art. 65. — Le conduit d'évacuation, composé de parties droites, raccordées entre elles par des courbes du plus grand rayon possible, sera posé suivant une pente uniforme de 3 centimètres par mètre, au moins. Dans les cas exceptionnels où cette dernière condition serait impossible à réaliser, l'Administration pourra exiger l'addition de réservoirs de chasse ou autres moyens d'expulsion.

Art. 66. — Les raccordements des tuyaux et descentes sur le conduit d'évacuation se feront par des courbes d'un rayon minimum de 50 centimètres ou par des parties obliques formant, avec le prolongement du conduit, un angle de 45 degrés. Les raccordements entre tuyaux de diamètres différents devront être exécutés au moyen de pièces coniques, droites ou courbes, suivant le cas.

Art. 67. — Le conduit d'évacuation sera formé de tuyaux en matériaux résistants, imperméables et imputrescibles, à surface unie, et reliés par des joints étanches; ces joints ne devront être nulle part engagés dans la maçonnerie et seront tenus apparents partout où ce sera possible. Il y sera établi un nombre suffisant de regards facilement accessibles, dont le tampon mobile formera fermeture rigoureusement hermétique. Ce conduit devra être capable de supporter la pression intérieure résultant de son remplissage en eau, jusqu'au niveau du sol de la voie publique vers laquelle se fait l'évacuation.

Art. 68. — Toutes dispositions devront être prises pour éviter la congélation dans les divers appareils et dans toutes les canalisations d'amenée et d'évacuation.

Art. 69. — La projection dans la canalisation, soit par les cabinets d'aisances, soit par les orifices d'évacuation ou par les regards de visite, de corps solides, débris de vaisselle et de cuisines, ordures ménagères, fumiers, détritus de liquides ou de produits pouvant obstruer les conduits, infecter l'atmosphère et émettre des vapeurs ou gaz inflammables ou dangereux, est absolument interdite.

Il est également interdit d'écouler, par la canalisation particulière, des eaux acides. Ces eaux devront être neutralisées avant leur projection dans les conduits.

Les eaux chaudes devront être ramenées à une température inférieure à 30 degrés centigrades.

Art. 70. — Les propriétaires d'anciens immeubles devront, avant l'installation de l'écoulement direct à l'égout, adresser à l'Administration le projet des travaux à exécuter.

Ce projet comprendra les dessins cotés (plans, coupes et élévations) des installations, y compris le tracé de la distribution de l'eau et l'indication de la pente et des dimensions des conduits d'évacuation.

A défaut d'avis de la part de l'Administration, les travaux pourront être entrepris vingt jours après le dépôt des plans constaté par un récépissé, sans déroger toutefois aux prescriptions du présent règlement sanitaire.

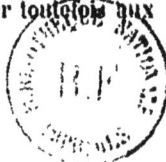

ART. 71. — Aucune modification, aucune addition aux installations sanitaires d'un immeuble (canalisations, tuyaux de chute ou de descente, cabinets d'aisances, entrées d'eau, etc.), ne peut se faire sans déclaration préalable. Cette déclaration devra, à cet effet, être adressée à l'Administration ; elle sera accompagnée des plans et coupes des modifications à effectuer.

ART. 72. — Les entrepreneurs chargés des travaux d'installations sanitaires (distribution d'eau, évacuation des eaux usées et des matières de vidange) dans une nouvelle construction ou dans un ancien immeuble, resteront soumis à la déclaration préalable prescrite par l'ordonnance du 20 juillet 1838, article premier.

§ 8. — Branchements particuliers dans les voies publiques et privées. — Fosses fixes ou mobiles, puits et puisards. — Dispositions à prendre dans les voies non pourvues d'égout.

ART. 73. — Les branchements particuliers d'égout sont construits et entretenus aux frais des propriétaires intéressés.

Un branchement particulier d'égout ne peut desservir qu'une seule propriété. Mais une propriété peut être desservie par autant de branchements qu'il est nécessaire pour l'évacuation de ses eaux usées dans les meilleures conditions possibles.

ART. 74. — En règle générale, les branchements particuliers d'égout seront exécutés conformément aux dispositions observées pour la construction de l'égout auquel ils seront rattachés et avec des matériaux semblables ou admis comme équivalents par le Service municipal.

Ces branchements présenteront intérieurement les dimensions ci-après :

Hauteur sous clef	1m80
Largeur aux naissances.	0m90
Largeur au radier	0m50

Chaque branchement particulier d'égout devra être mis en communication avec l'intérieur de l'immeuble et aéré. Il sera fermé, à l'aplomb de l'égout public, par un mur de 30 centimètres d'épaisseur au moins, en maçonnerie de meulière et ciment, avec enduit de part et d'autre qui présentera du côté de l'immeuble un parement vertical et, du côté de l'égout, épousera le profil du pied-droit jusqu'à la naissance de la voûte, pour se prolonger ensuite verticalement jusqu'à la rencontre de la voûte du branchement, dont la pénétration restera dès lors apparente à l'intérieur de l'égout. Une plaque en porcelaine ou en lave émaillée, portant le numéro de l'immeuble, sera scellée dans l'enduit qui recouvrira le parement du mur à l'intérieur de l'égout.

Art. 75. — Dans les voies de petite circulation, classées en deuxième catégorie, et pour les propriétés d'un revenu imposable inférieur à 5.000 francs ainsi que dans les voies privées, le branchement, au lieu d'être établi en maçonnerie, pourra, si la nature du sol le permet, être formé d'un tuyautage en fonte épaisse, avec joints coulés au plomb, posé suivant une pente de 3 centimètres par mètre au moins. Ce tuyautage reliera directement l'immeuble à l'égout public.

La même disposition s'appliquera aux branchements supplémentaires quand ils n'auront à écouler que les eaux pluviales et ménagères des façades.

Art. 76. — Au droit de toute voie privée, le branchement sera constitué par un tronçon d'égout d'un des types en usage au Service municipal.

Ce branchement sera établi à partir de l'égout public jusque dans l'intérieur de la voie privée et suffisamment prolongé au delà de l'alignement pour recevoir toutes les eaux usées, sans qu'aucun ouvrage soit établi à cet effet sur la voie publique.

Ce tronçon d'égout sera raccordé à l'égout public par une partie courbe dirigée dans le sens de l'écoulement; il formera le prolongement de l'égout de la voie privée lorsque celui-ci sera constitué par une galerie en maçonnerie; il sera fermé à l'extrémité amont par un mur pignon lorsque la voie privée sera drainée par un conduit en tuyaux.

Une grille pourra être exigée à l'aplomb de l'alignement pour intercepter la communication de l'égout privé avec l'égout public.

Art. 77. — Le conduit d'évacuation des eaux usées et des matières de vidange sera prolongé jusqu'à l'aplomb du parement intérieur de l'égout public et raccordé à la cuvette du dit égout par une partie courbe dirigée dans le sens de l'écoulement.

En principe, les descentes placées sur le parement des façades sur rue devront être ramenées à l'intérieur de l'immeuble pour y être branchées sur le conduit d'évacuation.

Dans le cas d'impossibilité matérielle, ces descentes pourront se raccorder directement au conduit d'évacuation, en passant sous le trottoir; le raccord sera établi en tuyau de fonte épaisse, avec joints en plomb, sur une pente minima de 3 centimètres par mètre.

Si cette dernière condition ne pouvait être remplie, il devrait être établi des branchements supplémentaires.

Art. 78. — Les projets de branchements particuliers seront dressés par les ingénieurs du service municipal, aux frais de l'Administration et d'après les indications fournies par les propriétaires.

Ils ne pourront être mis à exécution qu'après une approbation régulière et dans les conditions de cette approbation.

Art. 79. — Lorsqu'une partie quelconque d'un branchement en maçonnerie rencontrera une conduite de gaz préexistante, celle-ci devra toujours être isolée par un manchon en fonte dont le propriétaire devra supporter les frais. Des mesures analogues seront prises en ce qui concerne les canalisations électriques.

Art. 80. — Les branchements à construire par mesure collective dans une rue ou portion de rue pourront être confiés à un entrepreneur unique, désigné d'avance par voie d'adjudication publique spéciale aux travaux de cette nature.

L'entreprise sera, d'ailleurs, strictement limitée aux travaux extérieurs et ne comprendra même pas la fourniture et la pose des conduites à établir dans l'intérieur des branchements.

Les propriétaires resteront libres de faire exécuter, par des entrepreneurs de leur choix, les travaux de canalisation intérieure. Mais ces travaux devront être exécutés sans retard et terminés vingt jours au plus après les branchements; passé ce délai, et sans autre avis préalable, les gargouilles des trottoirs pourront être enlevées d'office.

Chaque propriétaire paiera directement à l'entrepreneur la dépense qui lui incombe, après vérification et règlement sans frais du métré des ouvrages, s'il le demande, par l'ingénieur qui aura surveillé l'exécution des travaux.

Art. 81. — Tout branchement entrepris isolément sera exécuté par l'entrepreneur du choix du propriétaire.

Art. 82. — L'entretien des branchements et de leurs accessoires sous la voie publique reste à la charge des propriétaires, quelle que soit l'époque de leur établissement.

Les propriétaires devront tenir constamment les branchements en parfait état de propreté et faire enlever les eaux qui pourraient s'y amasser.

Ils ne devront y faire aucun dépôt de quelque nature que ce soit.

Ils seront tenus d'y donner accès, à toute heure du jour, aux agents de l'Administration chargés de la surveillance, ainsi qu'à ceux de la Préfecture de Police.

Ils ne pourront élever aucune réclamation dans le cas où les branchements seraient traversés, à une époque quelconque postérieure à leur établissement, par des conduites d'eau ou de gaz ou des canalisations électriques, ou atteints et modifiés de quelque manière que ce soit par des entreprises d'intérêt général.

Art. 83. — Chaque propriétaire est responsable, tant vis-à-vis de l'Administration que vis-à-vis des tiers, des conséquence de l'établissement, de l'existence et de l'entretien des ouvrages construits, tant à l'extérieur qu'à l'intérieur, pour le drainage de son immeuble.

Art. 84. — Les branchements actuellement existants, en communication avec les égouts publics, devront être successivement murés au droit de l'égout, conformément aux prescriptions de l'article 74.

Cette modification sera effectuée lors du travail d'installation de l'écoulement direct à l'égout dans l'immeuble.

Art. 85. — Les arrêtés antérieurs relatifs aux dispositions, à l'établissement et à l'entretien des branchements particuliers d'égout, demeurent en vigueur, sauf en ce qu'ils auraient de contraire aux dispositions qui précèdent.

§ 9. — Dispositions transitoires et spéciales.

Art. 86. — Les fosses, caveaux, etc., rendus inutiles par suite de l'application de l'écoulement direct à l'égout, seront vidangés et désinfectés dans toutes leurs parties.

Les tuyaux de chute et de ventilation seront également nettoyés et désinfectés dans toute leur hauteur.

Art. 87. — L'emploi des puisards absorbants de toute nature est formellement interdit.

Art. 88. — Il ne pourra être établi de fosses fixes, de tonneaux mobiles, de puisards étanches qu'à titre provisoire et seulement dans les cas à déterminer par l'Administration, et lorsque l'absence d'égout, les dispositions de l'égout public ou de la canalisation d'eau, ou toute autre cause ne permettront pas l'écoulement à l'égout des eaux usées et des matières de vidange.

ART. 89. — Dans les rues actuellement pourvues d'égout, mais où l'écoulement direct n'est pas encore appliqué, il pourra être accordé provisoirement des autorisations pour l'écoulement des eaux vannes à l'égout par l'intermédiaire de tinettes filtrantes, dans les conditions de l'arrêté du 20 novembre 1887.

ART. 90. — L'ouverture d'extraction d'une fosse fixe ou mobile devra être placée à l'extérieur des bâtiments et à l'air libre.

ART. 91. — L'installation et la disposition des fosses fixes ou mobiles, des tinettes filtrantes, des tuyaux de chute et d'évent, etc., restent soumises aux prescriptions des ordonnances, arrêtés et règlements en vigueur, en tout ce à quoi il n'est pas dérogé par le présent règlement.

ART. 92. — Toute fosse où il devra être effectué une visite ou une réparation devra être préalablement vidangée ; elle sera, en outre, immédiatement avant chaque descente, ventilée par aspiration d'un volume d'air suffisant pour rendre la descente sans danger. L'air ainsi extrait passera à travers un foyer incandescent avant d'être dégagé dans l'atmosphère.

Il est en outre interdit de laisser descendre un ouvrier dans une fosse, pour quelque cause que ce soit, sans qu'il soit ceint d'un bridage.

La corde du bridage est tenue par un ouvrier placé à l'extérieur.

ART. 93. — Toute propriété qui ne serait bordée sur aucun côté par une voie pourvue d'égout pourra écouler ses eaux pluviales et ménagères au niveau du sol du rez-de-chaussée, à partir du tuyau de descente jusqu'au ruisseau de la rue, dans les conditions suivantes :

Le sol des cours et courettes, établi avec des revêtements composés de matériaux imperméables, sera réglé suivant des pentes suffisantes pour assurer, sans stagnation, le prompt et facile écoulement des eaux pluviales et des eaux ménagères.

Les caniveaux ou gargouilles établis à cet effet devront être distants de 60 centimètres au moins des bâtiments d'habitation ; ils en seront séparés par des revers fortement inclinés ou, préférablement, par des trottoirs.

Dans la traversée des bâtiments, les eaux pluviales et ménagères s'écouleront par des caniveaux couverts et élanches établis sur une pente suffisante et uniforme, avec regards ménagés de cinq mètres en cinq mètres au moins.

Ces caniveaux, qui devront être tenus en parfait état de propreté, au moyen de chasses d'eau, ne pourront, dans aucun cas, être établis dans des locaux habitables ou à l'usage de commerce ou d'industrie. Quand ils traverseront des allées, vestibules ou couloirs communs, ces locaux devront être convenablement éclairés et en communication permanente, par une large baie constamment ouverte, avec l'air extérieur.

La traversée du trottoir de la voie publique se fera au moyen d'une gargouille en fonte munie d'une rainure destinée à en faciliter le curage et qui débouchera directement dans le caniveau de la rue.

Cette gargouille sera tenue en parfait état d'entretien.

Art. 94. — Modifié par l'arrêté préfectoral du 10 novembre 1909. Lorsque la disposition des lieux ne permettra pas l'écoulement des eaux ménagères, soit à l'égout public, soit au caniveau de la rue, le propriétaire pourra être autorisé à diriger souterrainement ces eaux dans une fosse fixe.

Toute fosse devra être établie dans des conditions d'étanchéité absolue et conformément aux dispositions de l'ordonnance royale du 24 septembre 1819 concernant la construction des fosses d'aisances, et vidangée suivant les prescriptions de l'ordonnance du 5 juin 1834.

Le propriétaire qui voudra établir une fosse fixe devra adresser à M. le Préfet de la Seine une demande accompagnée des plans et coupes cotés de l'installation.

Il sera statué dans les vingt jours de la date du récépissé.

CHAPITRE IV

Locaux destinés à la vente ou à la conservation des denrées alimentaires.

Art. 95. — Toutes les boutiques dans lesquelles seront vendus et conservés des produits alimentaires, tels que poissons frais, volailles, gibiers, fromages, viandes fraîches de toute nature, sans préjudice des dispositions spéciales à la boucherie et à la charcuterie, devront être disposées de telle sorte que l'air y soit constamment renouvelé.

Elles devront être, à cet effet, munies d'un conduit de ventilation d'au moins 4 décimètres carrés de section s'ouvrant dans la partie du plafond la plus éloignée de la devanture et s'élevant jusqu'au-dessus de la partie la plus élevée de la construction ou de tout autre moyen de ventilation.

La devanture devra être à claire-voie au moins sur un cinquième de sa surface.

Les murs et le sol seront revêtus de matériaux imperméables et imputrescibles.

Le sol sera disposé de manière à permettre de fréquents lavages; la pente en sera réglée de manière à diriger les eaux de lavage vers un orifice muni d'une occlusion hermétique permanente, conduisant les eaux, par une canalisation souterraine, à l'égout. Cet orifice sera, en outre, muni d'un grillage, pour arrêter la projection des corps solides.

Ces boutiques ne pourront servir, dans aucun cas, à l'habitation de nuit et ne devront renfermer ni soupentes, ni cabinets d'aisances, ni servir de passage aux gargouilles destinées à l'évacuation des eaux de tout ou partie de l'immeuble.

Les denrées alimentaires susceptibles d'être consommées sans cuisson ultérieure, exposées aux étalages ou mises en vente sur la voie publique, devront être protégées contre les poussières et contre les souillures.

Aucun étalage de denrées alimentaires ne pourra être établi à une hauteur moindre de 0m,60.

ART. 96. — Les locaux autres que les boutiques, c'est-à-dire les caves, sous-sols et resserres destinés à la préparation ou à la conservation des denrées alimentaires visées dans l'article précédent, devront être soumis aux mêmes prescriptions, sauf en ce qui concerne les devantures de boutiques.

CHAPITRE V

De l'entretien des constructions.

ART. 97. — Les murs, cloisons et plafonds, seront entretenus de façon qu'il n'y ait jamais ni lézardes, ni crevasses pouvant donner passage à l'air extérieur ou à des infiltrations.

ART. 98. — Le sol des allées, vestibules, escaliers et couloirs à usage commun, le sol de tous les cabinets d'aisances, seront maintenus unis, sans trous ni défoncements d'aucune sorte. Le sol des cours et courettes et des ruisseaux sera toujours dressé de manière qu'il ne s'y forme aucun dépôt ou cloaque.

ART. 99. — Les tuyaux de fumée seront visités, essayés et réparés chaque fois qu'il sera utile.

Ils seront ramonés au moins une fois chaque année.

ART. 100. — Toutes les façades sur rue ou sur cour seront mises en état de propreté, au moins tous les dix ans.

Si ces façades sont enduites en plâtre, elles seront repeintes ou badigeonnées après nettoyage.

ART. 101. — Les façades sur courettes et cours de cuisines, les parois peintes des allées, vestibules, escaliers et couloirs à usage commun seront lessivées au moins tous les dix ans.

Si ces façades sont enduites en plâtre, elles seront repeintes ou blanchies à la chaux. Les grillages et couvertures vitrées posés sur les cours, cours de cuisine ou courettes, seront toujours accessibles et maintenus en bon état de propreté.

ART. 102. — Les murs, plafonds et boiseries des cabinets d'aisances à usage commun seront blanchis ou lessivés chaque année et repeints au minimum tous les cinq ans.

ART. 103. — Dans chaque courette sera établie une bouche d'arrosage sur laquelle pourra s'adapter une lance devant servir au nettoyage quotidien du sol et des murs. Une porte devra, dans tous les cas, permettre l'accès direct du sol de la courette. Quand la courette sera couverte à la hauteur du premier étage, la bouche d'arrosage sera établie sur les murs de la courette au-dessus de la toiture, sur laquelle sera réservé un accès direct et facile.

TITRE II

Prophylaxie des maladies contagieuses.

Transport des malades.

ART. 104. — Le transport des malades atteints de maladies transmissibles doit être effectué par le service des Ambulances municipales ou par des entreprises privées ayant un matériel spécialement affecté à cet objet, accepté et contrôlé par l'Administration. La voiture dans laquelle a été transporté un de ces malades doit être désinfectée immédiatement après le transport.

Il est interdit de transporter des malades atteints de maladies transmissibles dans des voitures publiques. La voiture dans laquelle a été exceptionnellement transporté un de ces malades doit être désinfectée immédiatement après le transport.

Désinfection des locaux et objets contaminés.

ART. 105. — Pendant toute la durée de la maladie, les objets à usage domestique ou personnel du malade et des personnes qui l'assistent, et qui peuvent être considérés comme pouvant servir de véhicule à la contagion, doivent être désinfectés dans le plus bref délai possible.

En aucun cas, ils ne devront être disséminés dans l'appartement.

ART. 106. — Le nettoyage journalier de la pièce occupée par le malade et des objets qui la garnissent se fera exclusivement à l'aide de linges ou d'étoffes imprégnés de liquides antiseptiques.

Il est interdit de déverser aucune déjection ou sécrétion provenant d'un contagieux sur les voies publiques ou privées, dans les cours, courettes et jardins ou sur les fumiers.

Ces matières doivent être recueillies dans des vases spéciaux désinfectées et jetées dans les cabinets d'aisance. Ceux-ci doivent être soigneusement désinfectés.

ART. 107. — Il est interdit, sans désinfection préalable, de secouer, battre ou exposer aux fenêtres et au dehors du logis, de laver ou de faire laver, de vendre, de donner ou de jeter aucun linge, vêtement ou objet quelconque, tapis, tenture, ayant servi au malade ou provenant de locaux occupés par lui.

Le linge souillé sera trempé dans une solution désinfectante avant d'être envoyé au blanchissage.

Les matelas ne pourront être soumis au cardage qu'après désinfection constatée.

Les objets de peu de valeur ayant été en contact avec le malade devront être détruits par le feu ou désinfectés par l'eau bouillante.

Art. 108. — Les locaux et les objets contaminés doivent être désinfectés après transport du malade, guérison ou décès. Les intéressés en justifieront à toute réquisition de l'Administration.

Dans les établissements publics ou privés recueillant à titre temporaire des personnes sans asile, la désinfection du matériel leur ayant servi et des locaux occupés par elle sera pratiquée chaque jour.

Art. 109. — La désinfection sera pratiquée, soit par les services publics, soit par des particuliers, dans les conditions prescrites par l'article 7 de la loi du 15 février 1902, notamment en ce qui concerne l'approbation préalable des procédés par le Ministre de l'Intérieur.

Art. 110. — Les appareils et procédés de désinfection employés à la désinfection obligatoire sont soumis à une surveillance permanente exercée par le Bureau d'hygiène de la Ville de Paris (Préfecture de la Seine).

L'emploi de ces appareils et procédés sera suspendu, à titre temporaire ou définitif, s'il est établi qu'ils ne réalisent plus les conditions prévues par le certificat de mise en service ou que les détériorations constatées ne permettent plus leur fonctionnement normal.

Art. 111. — Lorsqu'une personne sera présumée morte des suites d'une des affections visées par l'article 4 de la loi, la déclaration du décès devra être faite et reçue à la Mairie sans aucun retard.

La visite du médecin de l'état civil devra suivre cette déclaration dans le plus bref délai.

Si le certificat de visite mentionne l'urgence de la mise en bière, le Maire l'ordonnera immédiatement et prendra les mesures nécessaires pour que l'inhumation ait lieu au plus tôt.

Le linceul dans lequel le corps devra être enveloppé sera, au préalable, trempé dans une solution antiseptique.

La bière, qui devra être étanche, contiendra, sur une épaisseur de 5 à 6 centimètres, un lit de mixture absorbante et antiseptique.

Si le décès a eu lieu à la suite d'une maladie dont la déclaration est obligatoire, le Maire le mentionnera sur le permis d'inhumer sans indication du nom de la maladie, et cette mention sera reproduite sur le registre d'entrée du cimetière.

DISPOSITIONS GÉNÉRALES

Art. 112. — Les dispositions du présent arrêté sont applicables à tout le territoire de la commune et aux établissements et édifices publics, écoles, bâtiments hospitaliers, casernes, administrations publiques, etc., etc.

Art. 113. — Il ne pourra être dérogé aux dispositions du présent arrêté que dans les cas exceptionnels et sur autorisation expresse de l'Administration.

Dans le cas de dérogation aux dispositions susvisées, les intéressés devront se conformer à toutes les prescriptions qui leur seront faites.

Art. 114. (Modifié par l'arrêté préfectoral du 10 novembre 1909). — Nul ne pourra s'opposer aux visites et enquêtes des agents du Bureau d'hygiène dûment mandatés, non plus qu'à celles des membres de la Commission des Logements insalubres, à l'effet de veiller à l'application du présent règlement.

Art. 115. — Les contraventions aux dispositions du présent règlement seront poursuivies conformément aux articles 27 et 29 de la loi du 15 février 1902 et passibles des pénalités prévues tant par ces articles que par l'article 471 du Code pénal, sans préjudice de l'application des articles 28 et 30, ainsi que des contraventions dites de grande voirie qui leur seraient applicables.

Art. 116. — Les arrêtés, règlements et ordonnances en vigueur sont maintenus dans celles de leurs dispositions qui ne sont pas contraires aux dispositions du présent arrêté.

Art. 117. — Le Directeur des Affaires municipales, le Directeur des Services municipaux d'architecture, le Directeur administratif des travaux de Paris sont chargés, chacun en ce qui le concerne, de l'exécution du présent arrêté, qui sera inséré au *Bulletin des Actes administratifs* et au *Bulletin municipal officiel*, et sera affiché dans toute l'étendue de la ville de Paris.

Fait à Paris, le 22 juin 1904.

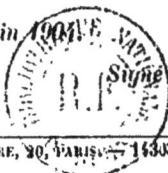

Signé : J. DE SELVES.

IMPRIMERIE CHAIX, RUE BERGÈRE, 20, PARIS. — 14303-7-19. — (Encre Lorilleux).

www.ingramcontent.com/pod-product-compliance
Lightning Source LLC
Chambersburg PA
CBHW060501200326
41520CB00017B/4876